Traduce a tu Cuerpo y Entiéndelo

Conoce el mensaje que te manda tu cuerpo cuando te enfermas

Traduce a tu Cuerpo y Entiéndelo.

Título: Traduce a tu cuerpo y entiéndelo.

© 2018, Juan Franco

© De las series de Homeo Bienestar Personal

Ilustración de portada por: Rayas Impresión y Diseño

Imagen de portada por: Sebastian Kaulitzki - <a href='https://es.123rf.com/profile_eraxion'>eraxion / 123RF Foto de archivo</a>

Revisión de estilo: www.escritoyhecho.com

1ª Edición

ISBN: 978-607-98026-3-9

Editorial: Conecta Editores S.A. DE C.V.

Este libro está dedicado a mi esposa Aurora Ocampo, a mi hija Martha Johanna, a mi madre Norma Pérez y a mi abuela Socorro Romero porque, estar rodeado de tanto amor en el trayecto de mi vida, me ha hecho el hombre que ahora soy.

¡Gracias por su amor incondicional!

Traduce a tu Cuerpo y Entiéndelo.

Importante

No tienes los derechos de reproducción o reventa de este producto.

Este libro tiene todos los derechos reservados.

Antes de venderlo, publicarlo en parte o en su totalidad, modificarlo o distribuirlo de cualquier forma, te recomiendo que consultes al autor, es la manera más sencilla de evitarte sorpresas desagradables que a nadie le gustan.

El autor no puede garantizarte que los resultados obtenidos por él mismo al aplicar las técnicas y/o herramientas aquí descritas, vayan a ser los tuyos.

Básicamente por dos motivos:

Solo tú sabes qué porcentaje de implicación aplicarás para implementar lo aprendido (a más implementación, más resultados).

Aunque apliques en la misma medida que él, tampoco es garantía de obtención de los mismos resultados, ya que incluso podrías obtener más, dependiendo de tus habilidades para desarrollar nuevas técnicas a partir de las aquí descritas.

Traduce a tu Cuerpo y Entiéndelo.

Aunque todas las precauciones se han tomado para verificar la exactitud de la información contenida en el presente documento, el autor y el editor no asumen ninguna responsabilidad por cualquier error u omisión.

No se asume responsabilidad por daños que puedan resultar del uso de la información que contiene.

Índice

Traduce a tu Cuerpo y Entiéndelo.

Introducción

En nuestra época cada vez vemos más enfermedades que las que había hace años y por si fuera poco, ahora se combinan y cada vez son más agresivas, desarmonizando la salud del ser humano de una manera más rápida y sin respetar ni edad, ni sexo, ni color de piel de las personas.

Por eso creo que todas las personas que estudiamos alguna rama de la medicina, ya sea convencional o alternativa, podemos apreciar que cada día las personas se enferman con más facilidad y que en vez de retroceder y ver alguna mejoría notable, pasa lo contrario, vemos a los pacientes más desvitalizados.

Ahí fue cuando empecé a preguntarme a mí mismo por qué los pacientes que llegaban por primera vez a mi consulta, al saber su historial clínico y los tratamientos que habían tenido, se extrañaban de que cada medicina, cada intervención quirúrgica, cada remedio natural, no les aportaron una provechosa recuperación y solamente estaban en un estado de sobrevivir y aguantar lo más que se pueda antes de quedarse sin energía vital.

Traduce a tu Cuerpo y Entiéndelo.

Empecé a notar un patrón al revisar los expedientes y, al atender a más pacientes con enfermedades similares, vi que los estados emocionales eran similares en las enfermedades y que el mensaje tenía cada vez más fuerza; y que cuando empezaba a tratarlos, estas enfermedades empezaban a ceder y el aviso que mandaba el cuerpo dejaba de transmitirse.

Y justo ahí me di cuenta de en qué momento empezaba la curación y cómo se llevaba el proceso hasta erradicar el origen de la enfermedad. Porque si no quitas desde la raíz este malestar, irá avanzando cada vez más y tal vez lo podrás aplazar por semanas, meses o hasta años, pero un día habrá algo que lo detone de nuevo y regresará recuperando el tiempo en que permaneció en latencia esta enfermedad.

Por eso decidí escribir este libro, para que las personas puedan traducir y entender a su cuerpo y así puedan sanarse con tiempo y esfuerzo.

En este momento que vas a empezar a leer esta obra, hazlo tranquilamente y ve capítulo por capítulo y si es necesario, vuélvelo a analizar hasta que la información llegue a donde tiene que llegar, porque yo te estaré acompañando en este nuevo camino de conocimiento.

Traduce a tu Cuerpo y Entiéndelo.

¿Qué son las emociones?

He querido empezar por este tema, porque es importante tener una base para poder estar, tanto tú como yo, en el mismo canal de comunicación en lo que vamos avanzando en la lectura y así poder tener resultados.

Las emociones son percepciones que tienen las personas a diferentes estímulos a los que reaccionamos dependiendo de nuestra crianza, por lo que hemos aprendido en personas que hemos admirado como papá, mamá, hermanos, pareja, amigos, jefe, etc.

Todos ellos nos han marcado en nuestra vida y los hemos emulado o adoptado ese tipo de emociones o reacciones ante una situación, por ejemplo: irritabilidad, tristeza, apatía, felicidad, amor…

Dependiendo de quiénes fueron nuestros modelos a seguir hasta el día de hoy, se forjan los lentes con los que ves la vida. Imagínate que tienes varios lentes de colores: naranja, azul, morado, gris… Y que el día de hoy amaneciste con un enfoque pesimista y eso va enlazado a los lentes de color gris, entonces todas las situaciones que te pasen en este día las vas a ver de color gris.

Traduce a tu Cuerpo y Entiéndelo.

¿Cómo crees que van a ser tus percepciones este día?

Pues así te ganes un premio no vas a disfrutar nada, porque tienes esos lentes grises y ni siquiera eres consciente de que los tienes puestos.

Cuando les explico esta situación a mis pacientes, para ellos, tienen un problema importante. Pero en el momento que les comento que si esa misma situación se la ponemos a otra persona con otras creencias y/o programaciones posiblemente no le afecte para nada y viceversa, al igual que si los problemas de esa persona se los ponemos a mis pacientes, también les van a dar igual porque cada uno trae sus lentes de diferente color.

Pero te cuento un secreto:

"El ser humano es el único ser vivo que tiene la capacidad de cambiar, desechar e ingresar nuevas percepciones y aprendizajes".

Lo que te estoy diciendo es que todo lo que no te gusta o te sirva en tu vida lo puedes quitar y ya que dejaste espacio, puedes volver a introducir toda la información que te guste y que te ayude a avanzar en la vida.

Pasado, presente y futuro

Los aprendizajes de la vida se mueven en 3 tiempos:

- Pasado.

- Presente.

- Futuro.

El tiempo **pasado** es todo lo que has aprendido en tu vida, todas esas emociones que viviste y se quedaron plasmadas en tu ser.

Un problema que he observado con mis pacientes es que varios viven en ese lapso donde siguen recordando alguna situación que pasó hace años y se sintieron muy mal, como si hubiera pasado hace un rato y vuelven a revivir el sentimiento negativo una y otra vez como un círculo infinito; la frase que usan mucho es: *"ya perdoné, pero nunca olvido"*.

El tiempo **futuro** es todo lo que quisieras aprender y vivir en algo que todavía no se ha realizado. Otro problema que veo con mis pacientes es que muchos viven en ese lapso donde están preocupados por cosas que ni siquiera han pasado, pero crearon una historia

Traduce a tu Cuerpo y Entiéndelo.

en la cual ven un resultado negativo y ya se les está cerrando el mundo, como dice la frase: *"el niño llora antes de que le peguen"*.

El tercer tiempo, y más importante, es el **PRESENTE**.

Muy pocos vivimos en ese lapso, pero es el más importante porque cuando estamos ahí, podemos aprovecharnos de todas las experiencias del pasado y aprender de todo lo negativo para no volverlo a realizar y quedarnos con todo lo que sí nos funcionó; y podemos planear todo lo que queremos en un futuro para tener un posible camino trazado hacia donde queremos estar y ajustarlo dependiendo de las oportunidades que se nos vayan presentando.

Todo esto nos sirve para poder vivir y disfrutar el día de hoy, en el cual disfrutamos todo en el momento, no antes y no después, sino en el **AHORA**.

Las programaciones emocionales

Son creencias o paradigmas que nos pueden vender y podemos comprar a las personas que sean modelos de autoridad para nosotros.

¿A qué me refiero con esto?

Por ejemplo, cuando somos niños, nuestros papás nos van imponiendo o vendiendo creencias como los apodos: gordito, feo, tonto, etc. Y luego no entendemos por qué tenemos sobrepeso si siempre nos han dicho que somos gorditos o una baja autoestima porque siempre nos han dicho feos.

También las frases que nos van diciendo como: *"si tocas el suelo sin zapatos, te vas a enfermar"* o *"si te mojas con la lluvia te va a dar fiebre"* y luego andamos enfermos a cada rato y tardamos más tiempo en recuperarnos que lo que duramos sanos.

O ves que tu papá siempre anda enojado o mamá está siempre deprimida y después eres agresivo en casa o con tu pareja o te pasas el rato acostado sin ganas de hacer nada y con pensamientos negativos.

Traduce a tu Cuerpo y Entiéndelo.

Con las profesiones pasa lo mismo. Por ejemplo, si tu papá es doctor y te dicen que tienes que ser doctor para que sigas con el legado y después estás frustrado y apático porque no te gusta la misma profesión que a tus papás.

O con las enfermedades hereditarias que he escuchado que dicen: *"como a mi papá y a mi hermano les dio diabetes y les amputaron la pierna a los 40 años, entonces también cuando cumpla esa edad tendré diabetes y me amputarán la pierna".* **Adivina algo, deseo cumplido gracias a la programación**.

Y así varias historias que he escuchado en mis pacientes, me imagino que más de una te suena familiar, y que han llegado a un punto donde esa programación domina e influye en todas sus áreas de vida porque nosotros las aceptamos en cierta etapa de nuestra vida.

Todo esto es importante que lo vayas haciendo consciente para entender por qué el cuerpo te está mandando ciertos mensajes o síntomas que no estás entendiendo.

Todo este tipo de programaciones nos están enfermando, porque no lo hemos podido detener y menos meterle una solución correctiva. Al contrario, parece que cada vez nos enfermamos más seguido con enfermedades combinadas más agresivas y más terminales.

¿Qué está pasando con nuestro cuerpo que está llevando esa inercia de enfermedad?

Una parte del motivo te acabo de explicar en lo que llevas de recorrido en esta lectura y la otra parte la encontraras avanzando en las siguientes páginas, así que **toma acción para llegar a la salud,** para que puedas entender por completo qué está pasando.

Traduce a tu Cuerpo y Entiéndelo.

Enfermedad

Es el conjunto de síntomas en el cuerpo que expresan algún malestar, entonces a este grupo ya le ponen una etiqueta y le dicen: cáncer, insuficiencia renal, asma, artritis, colitis, diabetes, etc. Esta es una definición teórica, pero ¿emocionalmente qué es una enfermedad?

Es un desequilibrio en tus emociones por las percepciones de las que te he hablado en capítulos anteriores.

En el momento que pasa algo y no te puedes adaptar ante esa situación, te desarmonizas y empiezas a crear síntomas y el cuerpo te empieza a mandar mensajes de la situación que está pasando y a la que no le has metido una solución y la estás dejando pasar.

Eso viene siendo el origen de una enfermedad realmente y esto nadie nos los ha contado. Además de que esta es la razón por la cual cada vez hay más enfermedades agresivas y con mayor velocidad degenerativa porque solo las tratamos desde una forma local, pero sin embargo, jamás las abordamos de una forma integral.

Traduce a tu Cuerpo y Entiéndelo.

Entonces vamos a ver al doctor y nos da un medicamento o un remedio local y con eso entumimos al malestar, pero pasa algo raro, que a los días, semanas, meses o años la enfermedad regresa con más fuerza y va a reponer el tiempo que estuvo en modo dormida y eso pasa por todo de lo que te he hablado hasta ahora.

Por eso vemos a personas a las que hace 3 meses las vimos muy fuertes y de repente están tiradas en la cama sin vitalidad o incluso ya fallecieron y nadie se lo esperaba.

Y eso fue por no hacerle caso al mensaje que les estuvo mandando su cuerpo cada vez de una forma más fuerte y al final el cuerpo le dio un grito de último intento y ni aun así pudo cambiar.

Posiblemente, en sus momentos de agonía, en sus últimas horas o minutos, pudieron entender lo que el cuerpo les estuvo diciendo todo este tiempo, pero lo más seguro es que fuese muy tarde porque la energía vital del cuerpo ya se consumió y lo más probable es que ya no les quedara energía suficiente para restablecer la salud.

Por eso dediqué un capítulo a la enfermedad, para que puedas entender por qué te enfermas y que así estemos todos en el mismo canal de comunicación para, más adelante, poder vivir en un estado sano.

Traduce a tu Cuerpo y Entiéndelo.

Traduce a tu cuerpo y entiéndelo

Te he estado hablando en capítulos anteriores de las palabras **"escuchar" y "entender"**.

Muchas veces nos confundimos y creemos que son lo mismo, pero te digo algo, son muy diferentes y ahí está la clave de tu salud.

Puedes escuchar que una persona está emitiendo ruidos de su boca y parece que te dice algo, pero no llegas a entender lo que te dijo.

Esa es la diferencia, todos escuchamos, pero pocos somos los que entendemos a lo más importante a **"Nuestro Cuerpo"**.

En este capítulo es importante que aprendas a entender lo que tu cuerpo te está transmitiendo para que no se vuelva a repetir.

Te digo otro secreto, si te haces consciente, te das cuenta de las cosas y entiendes por qué te estás enfermando… **¡En ese momento empieza la curación!**

¿Por qué?

Traduce a tu Cuerpo y Entiéndelo.

Porque ya estás comprendiendo qué situación de tu vida te está causando dolores, inflamaciones, destrucciones, etc.

Como ya te hiciste consciente, ya no te vas a poder enfermar de lo mismo más adelante.

¿Por qué?

Porque ya no lo vas a permitir porque ya escuchaste y entendiste a tu cuerpo y ya sabes que eso no lo vas a volver a aceptar.

Esa es la importancia de tener este libro, porque te voy a enseñar cuándo tu cuerpo te manda un mensaje y te voy a ayudar a entender lo que te está transmitiendo, como un traductor diciendo: *"tengo este malestar y el mensaje es este problema, ¡perfecto ya lo entendí!"*

Nadie nos enseña a entender a nuestro cuerpo, porque es muy difícil comprenderlo por la falta de consciencia y habilidades para entenderlo desde cero, pero con la experiencia que he adquirido con mis pacientes, te quiero compartir todo ese conocimiento que he juntado hasta ahora para que te pueda ayudar en tu proceso curativo.

El cuerpo se divide en lado izquierdo y lado derecho y algo importante que hemos observado es que en muchas personas sus malestares se cargan más de un lado que del otro.

¿Este suceso a qué se debe?

Esto es porque el lado derecho representa tu lado masculino y el lado izquierdo representa tu lado femenino.

Si tienes algún malestar que se predomina en algún lado, es que tienes un conflicto con alguna persona masculina o femenina.

En la figura 1.1 y 1.2 te represento a qué tipo de personas le estás dando la autoridad de influir en tu vida a través de tus emociones:

Masculino	**Femenino**
Papá	Mamá
Hermanos	Hermanas
Hijos	Hijas
Abuelo	Abuela
Tío	Tía
Esposo	Esposa
Compañero	Compañera
Jefe	Jefa
Yo mismo	Yo misma

Traduce a tu Cuerpo y Entiéndelo.

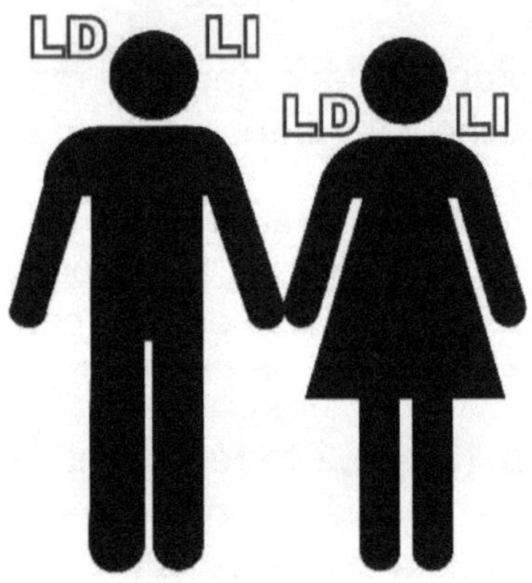

Figura 1.2

Si te fijas, en el último punto de la figura 1.1 viene la opción **"uno mismo"**.

A veces, nosotros mismos nos auto saboteamos exigiéndonos de una forma inhumana llevándonos a un sobresfuerzo que hace colapsar a nuestro cuerpo solo porque no sabemos poner límites a nuestro alrededor y no nos cuidamos y amamos a nosotros mismos.

En este momento comenzaremos con una parte importante del libro que es empezar a traducir al cuerpo para que lo puedas, por fin, entender.

Voy a ir de forma ordenada desde la cabeza hacia los pies adicionado con ejemplos, también abordaré algunas enfermedades que se pueden estar moviendo en varios órganos.

Por ejemplo, si está alojándose en varios órganos verás la combinación de mensajes que el cuerpo te está mandando para poder empezar el proceso de curación.

Esta lista que te anexo, ha sido el resultado de todas las experiencias que he visto en los pacientes del consultorio los que, al preguntarles por sus emociones y síntomas, empiezan a responder coincidiendo en ciertos patrones con las problemáticas que tienen, en otras palabras, reciben mensajes parecidos en los cuales no será el papá el problema con todos, pero sí una figura masculina y viceversa, no será el problema la mamá para todos, pero sí una figura femenina.

Ahora sí, es hora de que empieces a entender qué te está diciendo tu cuerpo para que no haya pretextos de seguir permitiendo a tu cuerpo que se debilite y enferme.

Traduce a tu Cuerpo y Entiéndelo.

Cabeza.

- **Dolores**

    o Te cuesta trabajo tomar decisiones y permites que alguien más las tome por ti. Regularmente, preguntas mucho lo que piensan los demás para poder hacer algo.

        ▪ Han llegado pacientes que, para tomar una decisión, les cuesta mucho trabajo y le piden opinión a todas las personas que tienen a su alrededor, pero aun así, lo piensan tanto que terminan no decidiendo.

- **Mareos**

    o No sientes estabilidad en tu vida, sientes que perdiste el control de una situación. Aquí sucede que alguna rutina cambió drásticamente y varió todo el ritmo de tu vida.

        ▪ Han llegado pacientes que tenían una forma de hacer las cosas donde todo les salía como querían y de repente, hubo un cambio brusco que les cambió el estilo de vida y perdieron el control y ritmo de lo que hacían.

Ojos.

- **Mala visión, dolor, llorosos, etc.**

  o No te gusta ver el presente que estás viviendo en tu vida.

    ▪ Por eso muchos niños usan lentes, porque tienen muchos problemas los papás y no les gusta verles peleando.

  o No te gusta ver el panorama futuro del rumbo que está tomando tu vida.

    ▪ No es casualidad que a las personas de la tercera edad les empiece a fallar la vista cuando están viendo que no hicieron un ahorro para su vejez y su futuro no les gusta porque se ve amenazado e incierto.

Nariz.

- **Sin olfato, reseca, tapada, etc.**

  o Hay un problema de que no confías en tu intuición.

    ▪ Una frase que detectamos es cuando dicen: *"hay algo que no*

Traduce a tu Cuerpo y Entiéndelo.

> *me huele bien".* Eso significa que alguna persona o algo no les causa confianza, pero aun así, siguen adelante sin hacer caso a su instinto.

- Al paciente le pasa cuando confió en la palabra de algún conocido, pero en su interior algo le decía que no estaba bien y después le estafó.

Oídos.

- **Mala audición, inflamados, supuran, etc.**
  - No estás abierto a escuchar cuando te dicen comentarios, críticas, opiniones, consejos, etc.
    - Esto se ve mucho en pacientes que tienen hijos que les están tratando de decir alguna forma nueva y mejor de hacer las cosas, pero no hacen caso y les dicen que ellos no saben lo que dicen y se niegan a escuchar.
  - Estás escuchando problemas y no te gusta estar de paño de lágrimas de los problemas ajenos, pero no

cambias de tema y sigues escuchando.

- Esto se ha presentado en pacientes que tienen a su mamá que les cuenta los problemas de los hermanos y las quejas del papá, pero no les ponen un límite para hablar de otros temas y por eso después solo escuchan ruidos, pero no entienden palabras.

Boca.

- **Mal, sabor, mal aliento, problemas en dientes, malestar de garganta, anginas inflamadas, etc.**

  o No dices lo que no te parece bien y te quedas con las palabras atoradas en la garganta causando inconformidad y tensión por no poder transmitir de una forma asertiva ese problema.

    - Aquí es cuando me llevan niños con anginas inflamadas porque al niño lo callan cada vez que quiere decir algo y no lo dejan tener voz propia para opinar en sus cosas.

Traduce a tu Cuerpo y Entiéndelo.

- También en parejas en las que uno de ellos no le dice al otro lo que siente porque piensa que todo va a seguir igual, no es el momento, se va a sentir mal, etc.

- Otro ejemplo es cuando tienen un jefe muy abusivo y por miedo a perder el trabajo mejor se guardan su inconformidad.

Cuello.

- **Tenso, dolor, truena, etc.**

  - Sabes que tienes un problema, pero prefieres no voltear para no enfrentarlo y lo dejas pasar.

    - Han llegado madres que saben que tienen hijos problemáticos, pero prefieren voltear hacia otro lado como si no pasara nada.

Brazos.

- **Hombros pesados, dolor de brazos, dolor de codos, muñecas inflamadas, etc.**

- o Estás cargando con problemas que no son tuyos.

    - Han llegado pacientes que están cargando los problemas de los hijos, hermanos, etc.

- o No confías en tu fuerza para hacer las cosas.

    - Son pacientes que llegan y sienten que no son buenos para hacer las cosas y creen que todo les sale mal.

- o Te cuesta trabajo ser flexible en las cosas que haces.

    - Se han consultado pacientes que han estado en el mismo trabajo por varios años y de repente cuando los cambian a otra área donde no la dominan, les cuesta trabajo acomodarse para ser más productivos.

Manos.

- **Dolor, engarrotadas, hinchadas, deformaciones, etc.**

- o Te auto exiges mucho en todo lo que haces.

Traduce a tu Cuerpo y Entiéndelo.

- Son pacientes que, hagan lo que hagan, nunca están satisfechos con lo que logran.

o Te cuesta trabajo recibir cosas porque sientes que no te las mereces.

- Lo he visto en pacientes a los que no les gusta recibir cosas porque creen que algo quieren a cambio y no creen que es porque se lo ganaron.

o Te molesta dar las cosas porque no sabes poner límites a las personas y después sientes que abusan de ti.

- Se da en pacientes a los que en la empresa en la que trabajan les piden más actividades de las que deberían hacer y no les remuneran nada de los trabajos extras.

- También se dan en hijos que se encargan de cuidar a los papás y les queda la responsabilidad total a ellos porque los hermanos no se ofrecen a ayudar.

Espalda.

- **Dolor, tensión, cansancio, etc.**

  - Crees que cuando estás haciendo cosas en exceso es para sentirte útil.

    - Lo veo en hijos que tratan de hacer muchas actividades para demostrarle a sus padres que son destacados.

  - Crees que tener muchas cosas te hace sentirte con un soporte estable.

    - Lo veo en pacientes que creen que, con tener y lograr muchas cosas, ya tienen la vida resuelta y descuidan otras áreas de su vida.

Pecho.

- **Dolor, opresión, etc.**

  - Alguna situación te está causando una angustia muy fuerte.

    - Llegan a consulta madres muy preocupadas por el bienestar de los hijos.

Traduce a tu Cuerpo y Entiéndelo.

Corazón.

- **Angina, taquicardias, hipertensión, varices, etc.**
  - Te afecta mucho que las personas que te importan no valoren todo lo que haces por ellos.
    - Es muy común en las madres que son amas de casa, ver que les afecta que los hijos y el esposo no valoren todo el esfuerzo que hacen en las actividades del hogar.
  - Buscas que te amen las personas, anteponiendo las necesidades de los demás a las tuyas.
    - También se ve mucho en pacientes que primero hacen todo por los demás y, si les queda energía y tiempo ya se atienden a sí mismas, pero la mayoría de las veces no se cuidan y ni se aman.

Pulmones.

- **Asma, bronquitis, enfisema, etc.**

o Te sientes asfixiado ante una situación y no te detienes para tomar un respiro y tranquilizarte para poder encontrar una solución.

- Se da mucho en niños que los papás han sido muy sobreprotectores y no los dejan hacer nada por sí mismos, se podría decir que casi llegan al punto de masticarles la comida para ahorrarles el esfuerzo y evitar que se ahoguen.

o Le has dado el poder a alguna persona para controlar tu vida y sientes que cada vez te ahoga más.

- Estos casos se dan en personas adultas que tienen una pareja extremadamente celosa que no les deja ni salir a tomar el sol a la ventana.

Inmunológicas.

- **En la piel, respiratorias, sangre, etc.**

o Hay un rechazo ante una persona con la que no te sientes a gusto cuando estás conviviendo con ella.

Traduce a tu Cuerpo y Entiéndelo.

- Esto ha pasado cuando una paciente no soportaba a su padre por histérico y cada vez que él se sentaba a comer, ella comía rápidamente y se levantaba para no estar en el mismo lugar que él.

- Hay un rechazo ante una situación en la cual ya no estás a gusto realizando esa actividad.

- Esto pasa cuando van a trabajar en algo que no les gusta, pero por necesidad tienen que hacerlo.

Estómago.

- **Vómitos, reflujo, etc.**

  - No digieres con facilidad las ideas nuevas y prefieres hacer las cosas como siempre, rechazando inmediatamente todo lo desconocido.

    - Se ven en pacientes que tienen miedos a los cambios y cuando algo nuevo se les atraviesa, como cuando se embarazan sin planearlo, les gana tanto el temor que ni siquiera se dan el tiempo para digerir la idea y la regresan.

- **Gastritis, colitis, etc.**

  - Alguna situación te causa coraje al digerirla porque sientes que no puedes cambiarla y que todo seguirá igual.

    - La pareja de una paciente era muy machista y siempre estaba muy sometida y en su mente ella no podía hacer nada más que aguantarse y trata de sobrellevar la situación.

- **Diarreas.**

  - Algo te causa miedo y te paraliza después de digerirlo, haciendo que lo expulses inmediatamente.

    - Se ve en pacientes que han sido asaltados y que después del suceso digieren la idea, pero al ver todas las cosas que pudieron haber pasado, les causa terror y empiezan a desechar la idea rápidamente.

- **Estreñimiento, Hemorroides, etc.**

  - No quieres soltar alguna situación de tu vida, causándote coraje y tristeza hasta el final.

Traduce a tu Cuerpo y Entiéndelo.

- Esto se encuentra en los pacientes que no quieren dejar algún negocio porque creen que todo cambiara a su favor.

- También se ven en papás que retienen a los hijos con el pretexto de que no los quieren ver sufrir.

Hígado.

- **Hepatitis, Grasa, Cirrosis, etc.**
  - Te cuesta trabajo hacerte responsable de las decisiones que tomas y es más fácil empezar a echar la culpa a los demás por tus acciones.
    - Lo he visto en pacientes que cuando hacen las cosas y no resulta lo que esperaban, empiezan a echar la culpa a todos y se ponen en un papel de víctima donde todos conspiran contra ellos.

Páncreas.

- **Pancreatitis, Diabetes, etc.**
  - Alguna situación en tu vida te causa una tristeza muy profunda en la cual ya no hallas una dulzura por vivir.
    - Un ejemplo que he visto en consulta es cuando los pacientes pierden a un ser muy querido para ellos, el cual les daba mucha alegría al convivir con él, de repente falleció y se empiezan a poner apáticos y amargados.

Riñones.

- **Insuficiencia, cálculos, etc.**
  - Hay un sentimiento de injusticia que estás pasando.
    - Alguna situación la percibes que no es justa ya sea en el trabajo, en la familia o con la pareja causándote mucho coraje.
  - Idealizas tanto a una persona o una situación, que te frustras al ver que lo que esperabas de ellos no es lo que tú creías y lo sientes injusto.

Traduce a tu Cuerpo y Entiéndelo.

- Lo he visto en pacientes que idealizan a un amigo con tanta ilusión, que cuando este les llega a fallar y no da el resultado esperado, se desilusionan y sienten que la vida no es justa.

Senos.

- **Inflamados, dolor, segregación, etc.**
  - Tratas a alguien como si fuera un niño y no lo dejas crecer y hacerse responsable de sus decisiones porque te sientes responsable de sus acciones.
    - Eso lo veo muy comúnmente en los hermanos mayores a los que les imponen la responsabilidad de criar a los hermanos y toman el rol de papás.

Tiroides.

- **Hipertiroidismo, hipotiroidismo, etc.**
  - Buscas que te acepten haciendo cosas de una forma rápida.

- Lo veo en hijos que quieren hacer varias actividades a la vez y dicen que nunca les rinde el tiempo, pero lo hacen para obtener la aprobación de sus padres.

o Te cuesta trabajo afrontar las situaciones porque no expresas tus necesidades para no sentir miedo de ser rechazado.

- Son pacientes que no saben decir la palabra NO y que siempre están cediendo ante las exigencias de las demás personas por miedo a no ser aceptados.

Piernas.

- **Ciático, pesadez, hinchadas, entumecidas, etc.**

o Te está costando trabajo avanzar en la vida porque sientes que te están agarrando y te frenan al querer moverte de donde te sientes hundido.

- Lo he visto en pacientes que quieren dejar su trabajo para

Traduce a tu Cuerpo y Entiéndelo.

emprender su propio negocio causándoles miedo el avanzar porque no saben si triunfarán o fracasarán en el intento.

Rodillas.

- **Truenan, dolor, inflamación, etc.**
  - o Te cuesta trabajo ser flexible al avanzar ante las situaciones que estás viviendo.
    - ▪ Lo veo en los pacientes que necesitan tener ingresos adicionales, pero no hacen algo por lograr una entrada de dinero extra y solo se quejan de que no les alcanza.

Pies.

- **Dolor, hinchados, calambres, entumidos, etc.**
  - o Te cuesta trabajo elegir por qué camino avanzar porque no sientes seguridad al dar el paso.

- Se les presenta una decisión en la cual hay varias opciones, pero no tienen las herramientas necesarias para dar un paso en firme y sienten que no se dirigen hacia donde quisieran.

Insomnio.

- **No descansas, despertar a cada rato, etc.**
  - Tu cerebro quiere resolver los problemas por la noche porque no está acostumbrado a que el día es para resolver y la noche es para descansar.
    - Se ve en pacientes que tienen muchos asuntos pendientes en su trabajo y por las noches no pueden conciliar el sueño porque están pensando en cómo resolver lo que se quedó pendiente y como no descansan, llegan menos eficientes a trabajar y les quedan más pendientes y se hace un círculo vicioso.

Traduce a tu Cuerpo y Entiéndelo.

Piel.

- **Acné, psoriasis, vitíligo, granos, verrugas, lunares, manchas, etc.**

  o Por instinto cuando vemos un problema severo en la piel nos tendemos a alejar de la persona.

  o Un problema en este órgano te indica que quieres alejar a las personas para evitar el contacto personal porque te sientes herido.

    - Se ven casos donde los pacientes han vivido mucha violencia desde la infancia y sienten que cualquier persona los va a volver a lastimar.

  o Vives con un dolor difícil de sanar.

    - Se ve en pacientes que sufren un dolor constante ocasionado por algún familiar y cada vez que lo ven se abre la herida emocional.

  o Sientes mucho coraje hacia las personas que te critican.

    - Se ve en los adolescentes que se sienten juzgados por los papás y les guardan coraje poniéndose rebeldes.

- o Piensas en miles de ideas, pero no las concretas.

  - ▪ Lo veo en pacientes que piensan hacer muchas cosas, pero al final del día, se les acabó el tiempo y no realizaron nada.

- o Vives con dificultad una separación.

  - ▪ Lo veo en pacientes que vivieron duelos de fallecimiento muy difíciles de sus parejas porque ya no volverán a sentir ese tacto de su gran amor.

Huesos.

- **Osteopenia, osteoporosis, etc.**

  - o No te sientes apoyado por las personas que apoyaste en su momento.

    - ▪ Lo veo en pacientes de la tercera edad que creyeron en procrear bastantes hijos para asegurar la estabilidad de su vejez, pero les salió todo lo contrario porque los hijos no los atienden y solamente están viendo la forma de quitarles lo poco o mucho que tengan.

Traduce a tu Cuerpo y Entiéndelo.

- o Crees que es fundamental que las personas dependan de ti para sentirte importante porque, de lo contrario, no te sentirías útil.

    - Se ve en pacientes que son la cabeza de la familia, en la cual crean la situación para que todo el núcleo familiar dependa de ellos y así sentir que son indispensables en las actividades y decisiones de sus seres queridos.

Cáncer.

- **Acumulación de células conocidas como tumor.**

    - o Tienes un sentimiento de resentimiento y rencor muy profundo que has acumulado desde hace tiempo.

        - Este sentimiento está ligado hacia una persona que tiene autoridad para el paciente. Por ejemplo, recuerdo un paciente que le guardaba mucho rencor a su papá porque los abandonó y se fue con otra mujer. Al pasar un año, este regresó y la mamá del paciente lo aceptó con los brazos abiertos, aunque había sido un año de calvario tanto emocional como económico, y cuando lo vio en su casa se maximizó ese resentimiento hacia el papá acumulando sentimientos negativos.

Sangre

- **Sangrados, V.I.H., Anemia, etc.**
  - ○ Es el grado máximo de falta de amor hacia uno mismo.
    - ▪ Ya no hay alegría por vivir y lo he visto en pacientes que han sido abusados con violencia emocional y física desde que tienen memoria y esto causa que no conozcan lo que es tener el sentimiento de amor hacia sí mismos.

Obesidad.

- **Sobrepeso, mórbida, etc.**

Traduce a tu Cuerpo y Entiéndelo.

- o Hay un temor muy profundo en el cual te sientes amenazado por alguna persona o actividad.

  - Lo veo en pacientes que llegan con miedos profundos. Por ejemplo, una paciente que tenía miedo de que un día apareciera el papá de sus hijos y ellos se fueran con él y la dejaran sola. Eso la tenía viviendo con temor cada vez que marcaba este señor para saber de los hijos y cuando un día se hizo realidad el temor y el exesposo regresó, vio que los hijos no la abandonaron y casi no le hacían caso a su progenitor y empezó a perder peso inmediatamente.

Genitales.

- **Desechos, disfunción eréctil, resequedad vaginal, etc.**

  - o Cualquier problema relacionado con los órganos genitales tanto de mujer como del hombre es porque hay una mala relación con la pareja.

- Lo veo mucho en parejas que llegan al consultorio y se sientan por separado en el área de recepción como si fueran desconocidos, y como ambos no quieren nada de intimidad con la pareja porque le traen coraje, el cuerpo saca algún malestar en la zona genital para evitar tener relaciones sexuales.

Traduce a tu Cuerpo y Entiéndelo.

Curación

La curación es un estado en el cual el ser humano está equilibrio y armonía en todas sus áreas de vida.

Por ejemplo, le dedica tiempo de calidad a su familia, está trabajando en algo que le gusta y le apasiona; también cuida a su cuerpo haciendo ejercicio para mantenerlo en estado óptimo, apoyado con una buena nutrición para sentir mucha energía; le mete información sana a su mente como libros de superación, crecimiento, de temas que le ayudan a avanzar en las áreas que no tenga experiencia, ve programas sanos; socializa con sus amistades; se da tiempo para tener pasatiempos; disfruta a su pareja y el trato lo mantiene como cuando eran novios y visita a los especialistas cuando hay problemas con su salud emocional, mental y física.

En otras palabras, siempre se cuida primero porque en la lista de prioridades es la primera.

Todo esto significa que es una persona sana porque se puede adaptar ante cualquier situación.

Traduce a tu Cuerpo y Entiéndelo.

A lo mejor no lo podrá hacer inmediatamente por el tipo del suceso, pero sí de una forma progresiva y rápida en la cual controla sus emociones y si necesita en un momento dado sacar alguna emoción (como el enojo, la tristeza, el miedo, etc.) **¡claro que la puede demostrar!,** porque somos seres humanos con sentimientos y debemos aceptarlas como parte de nuestro ser para poderlas manejar.

De lo contrario, dejamos que las emociones nos dominen y tomamos decisiones de las que luego nos arrepentimos porque fue una decisión emocional y en el 99.99% de las decisiones dominadas por una emoción siempre nos vamos a sentir mal.

Entonces, es importante que sepas expresarlas en los momentos indicados:

Si necesitas ponerte enojado porque estás regañando a un hijo por el resultado de sus acciones negativas y al salirte del cuarto se te pasa el coraje.

Si vas a un velatorio, pues sacas la tristeza y pasando el entierro la vuelves a guardar.

Que estás haciendo una experiencia nueva, por supuesto que te va a dar miedo, pero te animas a hacerla y en cuanto la domines se te quita el temor.

El cuerpo en ese momento está en su mejor estado óptimo, como el de las personas a las que vemos alegres y con una tranquilidad que contagian y que, al ver su historial de vida, son felices en todo lo que hacen porque se pueden adaptar a las situaciones que se les atraviesan.

Para llegar a este punto tuvieron un proceso de crecimiento; no fue porque nacieron con estrella en un lugar de ensueño.

No.

La suerte es la suma de procesos que vas haciendo en el trayecto de tu vida, así que cuanto más realices y más positivos sean, mejores y mayores resultados vas a lograr.

Pero como las demás personas no habrán estado a tu lado durante ese proceso, creerán que tuviste mucha suerte, sin saber todo el crecimiento que has tenido a través de experiencias, tanto agradables como desagradables, para obtener esos resultados que te has ganado con mucho esfuerzo.

Traduce a tu Cuerpo y Entiéndelo.

La pirámide de la salud.

En este capítulo te quiero compartir lo que llamo "La Pirámide de la Salud".

Si visualizas una pirámide en su base, con cuatro esquinas para formar entre todas, una punta en su parte superior es considerada la figura más estable para soportar temblores, por ejemplo, la que te pongo en la figura 2.1

Figura 2.1

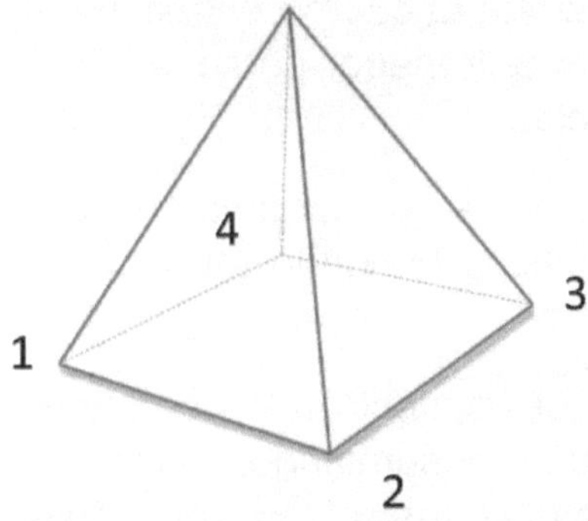

Entonces, ¿a qué me refiero con esos cuatro puntos en la base de la salud del ser humano?

Yo te sugiero que, si empiezas a buscar personas capacitadas con resultados congruentes y reales, podrás hacer un buen

Traduce a tu Cuerpo y Entiéndelo.

plan de vida para empezar a construir tu pirámide de la salud.

Por ejemplo, si tienes una buena **nutrición**, un buen programa de **ejercicio**, una buena terapia **emocional** de psicología Gestalt y un buen tratamiento de **homeopatía** y juntas los cuatro, se hará tan fuerte ese proceso de curación que llegarás a obtener la curación verdadera.

Porque si tienes problemas emocionales que no puedes resolver por falta de herramientas emocionales, pues vas con la psicóloga Gestalt.

Si sientes que tu cuerpo está como tieso, pues vas con el entrenador personal o un programa de ejercicio.

Si percibes a tu organismo sin energía, aunque estés comiendo mucho, pues buscas al nutriólogo.

Y en lo que respecta a las enfermedades que nos están consumiendo, pues buscarás al homeópata especialista en enfermedades crónicas.

En esta parte de libro tocaré más a fondo el tema de la homeopatía porque es mi especialidad, ya para los otros 3 puntos para completar la pirámide de la salud, te tocará buscar profesionales para llegar a la salud, que es donde todos queremos estar, porque vas a sentirte muy bien.

Cuanto más rápido tengas las 4 esquinas completas formando la base sólida, más ágilmente llegarás a la punta que es la curación verdadera como en la figura 2.2

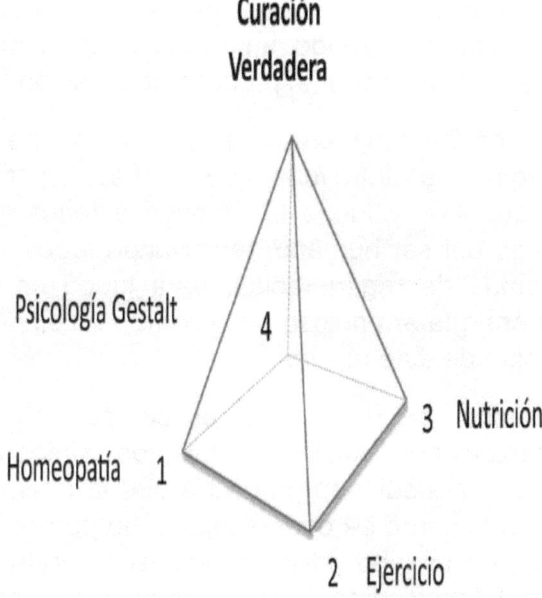

Figura 2.2

Traduce a tu Cuerpo y Entiéndelo.

Homeopatía

La función principal de la homeopatía es estimular los procesos energéticos regenerativos de curación del cuerpo.

En mi especialidad, que es la *homeopatía avanzada,* he creado un sistema en el que denomino **Quantum** al proceso de curación.

Lo llame Quantum porque la persona recibe la energía a través del medicamento homeopático y luego la propaga a todos los niveles del ser humano, reactivando todos los sistemas de regeneración, para luego emitir una energía armoniosa en el cuerpo reflejando la salud de este mismo.

Entonces, poco a poco el cuerpo se va restableciendo haciendo que los síntomas vayan retrocediendo gracias a que la energía vital del cuerpo se está recuperando porque la que está usando para los procesos curativos es la del medicamento dinámico homeopático.

La forma de trabajar con el tratamiento Quantum es de dos maneras, tanto emocionalmente como físicamente.

¿Emocionalmente a que me refiero?

A que todas las emociones negativas dentro del cuerpo van para afuera, llego al inconsciente arrancándolas desde la raíz y las tiro como si pasara el camión de la basura y vámonos.

¿Qué es una emoción negativa?

Son corajes, tristezas, ganas de llorar, temores, el aguantarse las cosas, preocupaciones, rencores, odio, mortificaciones, etc.

¿Por qué son negativas?

Porque cada vez que las sientes, tu cuerpo se empieza a debilitar y cuanto más se vaya debilitando más síntomas irán apareciendo. Va pasando el tiempo y estos síntomas se van haciendo más agresivos y van creando enfermedades que son el resultado que tienes ahora en tu cuerpo.

Entonces, ¿emocionalmente que vamos a hacer?

Voy a ponerte el traje del astronauta, figura 3.1.

¿Cómo es eso?

Un casco bien grueso y un traje bien grueso para que todo lo que no sea bueno para ti no traspase y se resbale.

Traduce a tu Cuerpo y Entiéndelo.

Entonces, emocionalmente todas las programaciones que no sirvan y te enferman van para afuera y dejamos todo lo que sí te sirva para que le puedas meter cosas nuevas que sí te puedan ayudar.

¿Físicamente que vamos a hacer?

Vamos a repasar todos los órganos y sistemas del cuerpo para ver qué está pasando ahí, y órgano o sistema que esté dañado y no funcione, te lo volvemos a reparar, lo desinflamamos y lo estimulamos al 100 %.

Entonces, todos los síntomas que tienes van a ser menos hasta que se empiecen a borrar y el cuerpo lo vas a sentir con más fuerza y más vitalidad.

Un ejemplo de cómo te ayudamos es en la comunicación con las personas.

Regularmente nos aguantamos las cosas porque a todos nos han enseñado a no expresar nuestras inconformidades porque no es el momento, todo va a quedar igual, se va a enojar, se va a sentir mal, etc.

El problema es que, como somos seres humanos, vamos guardando todo y como no siempre vamos a estar en zona de felicidad, cuando te agarran en un mal momento, vas a explotar y sacar todo lo que te guardaste.

El detalle de hacerlo así es que lo expresarás de una manera violenta y dependiendo de cómo sea tu carácter, puedes gritar, golpear o hasta lanzar las cosas y todo va a quedar igual o peor, porque en cuanto la otra persona detecte que le levantas el tono de voz, se bloqueará y escuchará solo lo que le conviene, y si es un ser querido lo vas a lastimar diciendo cosas que ni siquiera sientes, pero como estás tan eufórico querrás sacar toda esa presión interna y al rato pedirás disculpas y no se arregló nada. Por esa sencilla razón no nos gusta decir lo que sentimos.

¿Dónde está el secreto para expresar lo que no te parece bien? En la forma como dices las cosas.

Si tú, tranquilamente, le hablas a la persona y le dices: *"Oye Juan, quiero hablar muy seriamente contigo y a solas. Fíjate que esta situación no me está pareciendo bien"* y a continuación le dices qué es lo que no te parece bien, como por ejemplo: la forma y/o el tono como dice las cosas ya sea hacia ti o hacia alguien, cómo se comporta, etc.

Y una vez le hayas hecho ver esto, viene la parte más importante porque nunca decimos como nos hicieron sentir, solo reclamamos cuando explotamos por eso debemos decirle:

Traduce a tu Cuerpo y Entiéndelo.

"porque me siento triste, con coraje, decepcionado, con injusticia, etc."

En ese momento tú ya estás sacando lo que te está molestando y estás poniendo tu 50% para arreglar la situación y la otra persona está escuchando todo el mensaje completo porque ni le estás levantando la voz ni le estás faltando al respeto, solo le estás transmitiendo hasta su inconsciente que esa situación te molesta y te hace sentir mal, aunque eso no te garantiza que la otra persona vaya a tener un cambio inmediato porque depende de su nivel de maduración emocional; pero en ese momento ya sacaste lo que te molestaba y no te lo guardaste, como siempre has hecho, durante días, semanas, meses y/o años y cuando pasa algo similar vuelves a sentir todos sentimientos negativos.

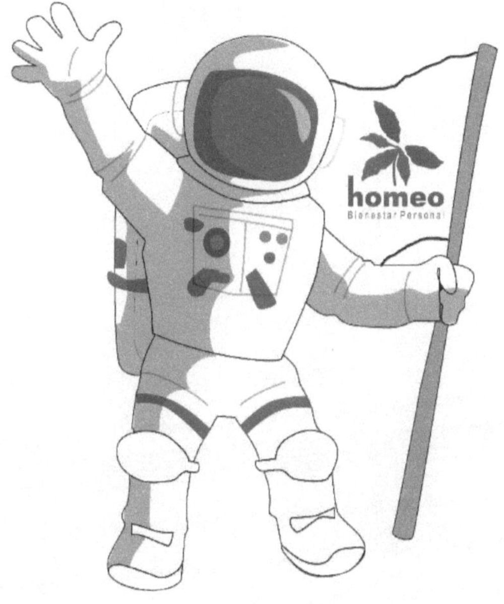

Figura 3.1

Traduce a tu Cuerpo y Entiéndelo.

Conclusión

Bueno, hemos llegado al final de este libro.

Espero que te haya servido de alguna forma, ya sea mucho o poco, pero que haya despertado en ti esas ganas de estar saludable, porque todo lo que te he compartido en estas páginas son años de experiencia curando pacientes a nivel nacional e internacional y espero que te ayude de alguna manera para que tomes acción y llegues a tener una salud verdadera y al mismo tiempo puedas ayudar a más personas para encaminarlos al camino de la salud.

¡Entonces ya no te entretengo más, te dejo para que empieces de una vez a traducir y entender a tu cuerpo para empezar con el proceso curativo de tu vida!

Saludos.

Atentamente, Tu Amigo.

Juan Franco

¡Ah, se me olvida! Si quieres contactarme te anexo mi tarjeta de presentación. Figura 4.1

Traduce a tu Cuerpo y Entiéndelo.

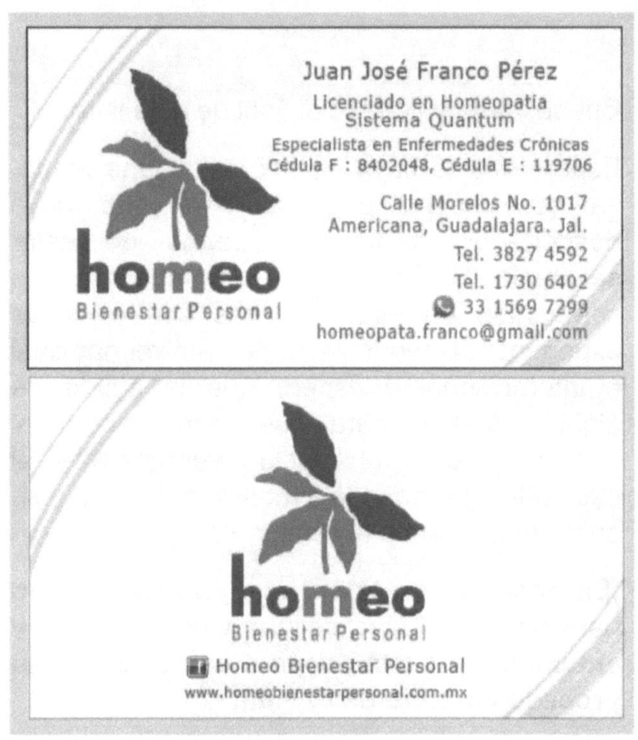

Figura 4.1